AF586325

UN PETIT MOT

A L'OREILLE

DE L'ACADÉMIE ROYALE DE MÉDECINE,

AU SUJET

DU RAPPORT

PRÉSENTÉ PAR ELLE A S. E. LE MINISTRE DE L'INTÉRIEUR,

CONCERNANT

Les Médicamens indiqués dans la Médecine curative du chirurgien LE ROY.

PAR L'AUTEUR DU *CHARLATANISME DÉMASQUÉ*, OU LA MÉDECINE APPRÉCIÉE A SA JUSTE VALEUR.

> *Homo sum, nihil à me humani alienum puto.*
>
> TÉRENCE.

SE TROUVE

AU BUREAU DE LA GAZETTE DES MALADES,

Rue de Seine-Saint-Germain, n° 49.

1824.

A PARIS, (1824.) IMPRIMERIE DE CARPENTIER-MÉRICOURT,
Rue Grenelle-Saint-Honoré, n° 59.

UN PETIT MOT

A L'OREILLE

DE L'ACADÉMIE ROYALE DE MÉDECINE,

AU SUJET

DU RAPPORT

PRÉSENTÉ PAR ELLE A S. EX. LE MINISTRE DE L'INTÉRIEUR,

concernant les médicamens indiqués dans la Médecine curative du chirurgien LE ROY.

PLUSIEURS arrêts de Cours souveraines, nombre de jugemens de tribunaux de première instance (1), en faveur de l'auteur de la *Médecine curative* et de ses correspondans, semblaient assurer à jamais la tranquillité dont toût homme a besoin, surtout sur le déclin de sa vie. Les félicitations nombreuses qu'il recevait de l'un et l'autre hémisphère, de la part de personnages plus ou moins marquans dans la société, qui tous témoignaient lui être redevables de la santé, et peut-être de la vie, étaient, pour son cœur sensible et généreux, la plus belle et la plus pure des jouissances. Ses antagonistes, dans leurs diverses attaques, s'étaient prévalus contre lui de ce qu'il avait, disaient-ils, enveloppé des voiles du mystère les médicamens dont il prescrivait l'usage aux malades qui l'honoraient de leur confiance. Sans y être contraint, ni forcé par personne, pour ôter tout prétexte, il avait fait au ministère de l'intérieur la déclaration des élémens dont ils étaient composés, et

---

(1) Orléans, Amiens, Bourges, Paris, Quimper, Vannes, Vouziers, Charleville, Reims, Angers, Cosne, Nevers, etc.

du procédé dont il fallait user pour les confectionner. Il avait porté plus loin son noble désintéressement ; il a mis à l'écart toute considération d'intérêt personnel ou de famille ! Uniquement occupé du bonheur de ses semblables, à partir de la septième édition de son Ouvrage jusqu'à la onzième, aujourd'hui en circulation, il a livré à ses concitoyens la nature des ingrédiens, la quantité qu'il faut en employer, et la manière de préparer les médicamens de sa méthode. Un procédé aussi noble, et marqué au coin du plus parfait désintéressement, était bien propre à calmer la mauvaise humeur d'antagonistes qui auraient été moins froissés dans leurs plus chers intérêts. Ils avaient poussé les hauts cris, tant que la composition avait été enveloppée des voiles d'une sorte de mystère, quoique les élémens y fussent suffisamment indiqués. Ceux d'entre eux qui se piquent de connaissances chimiques n'avaient obtenu que des résultats peu satisfaisans, pour ne pas dire insignifians. Ils accusaient, non pas leur ignorance (on n'aime point à se rendre justice), mais la faiblesse des moyens que l'art leur fournissait, et en ce point ils n'avaient probablement pas tort; car, sans la déclaration préalable qu'en a faite l'auteur, jamais ils ne seraient venus à bout de découvrir l'espèce des diverses substances qui entraient dans sa composition, ni leurs quantités précises (1).

Or c'est en conséquence de cette déclaration, bénévole et non obligée, que les antagonistes d'une

(1) Il est bien vrai ce vieux proverbe qui dit qu'on est bien savant quand on est revenu de l'école.

vérité de haute importance ont trouvé la matière d'une nouvelle persécution. Ces éhontés calomniateurs, qui, soit devant les tribunaux et en face des lois, soit dans les boudoirs de nos femmes à la mode et jusque dans les ateliers de nos artisans, n'avaient pas rougi de qualifier ces médicamens du nom de *poison actif et très-actif*, ou de *poison lent* dont les effets ne tarderaient pas à se faire ressentir, se sont permis de les dénoncer à l'Autorité, sous la dénomination de *drastiques violens*, qui offraient les plus grands dangers.

Et ce sont ces drastiques, ou purgatifs, prétendus violens, qui vont former la base d'une persécution dont il n'existe pas d'exemple dans les annales médicales. Pourquoi ces sorties si générales, si unanimes? Est-ce l'amour de l'humanité qui a rempli les colonnes de nos journalistes des plus indécentes diatribes? Pourquoi ce déchaînement depuis nombre d'années contre un homme qui ne s'est jamais permis contre ses confrères la plus légère parole offensante, et qui, pouvant répondre à leurs indécens sarcasmes, s'est imposé la loi d'un silence rigoureux! Auraient-ils donc juré, dans leurs conciliabules, d'abreuver ses vieux jours de fiel et d'amertume, et de lui faire boire jusqu'à la lie le calice de la diffamation? Ressembleraient-ils, par aventure, à ces ennemis du Sauveur des hommes, qui demandaient sa mort à grands cris? *Expedit unum mori pro populo*. Qu'il meure, qu'il meure, pourvu que nous vivions, bien entendu aux dépens des pauvres malades.

Les médecins, sur divers points de la France,

avaient invoqué inutilement en leur faveur l'autorité des lois. A force de pas, de démarches, d'intrigues, en plus d'un endroit, ils étaient parvenus à tromper la religion du ministère public ; mais les magistrats, impassibles comme la loi dont ils sont les organes et les interprètes-nés, avaient réduit à leur juste valeur des inculpations que la loi n'atteignait pas, et même qu'elle ne pouvait atteindre. Le sanctuaire de la justice s'est donc trouvé à jamais fermé pour ces ennemis d'une vérité dont l'utilité et les succès ne sont plus aujourd'hui un problème.

L'intrigue et la cabale vont-elles se reconnaître vaincues, et avoueront-elles leur défaite, en cessant leurs attaques ? ce serait bien peu connaître l'esprit qui anime et qui dirige des hommes de cette espèce. C'est ce qu'on peut appeler une guerre à mort ; car, si la vérité du principe qui sert de base à la *Médecine curative* vient une fois à triompher, c'en est fait de l'antique routine ; le colosse médical, semblable à la statue de Nabuchodonosor, dont la tête était d'or, le tronc d'argent, les cuisses d'airain et les pieds de fer, mêlé d'argile, est frappé et renversé par la petite pierre qui se détache de la montagne.

Or, pour éviter un pareil désastre, un si funeste désarroi, il faut s'entendre, se concerter, se coaliser; il faut dresser de nouvelles batteries pour frapper et anéantir, autant que possible, et l'auteur d'une méthode *aussi funeste*, et paralyser les mains bienfaisantes dont il se sert pour transmettre les médicamens qu'elle indique.

Pour atteindre ce but, le tocsin a sonné, les correspondances se sont ouvertes, les sociétés médicales, les jurys de salubrité se sont réunis *collégialement ;* chacun des membres qui les composaient n'a pas manqué d'apporter son petit contingent. Peu difficiles, peu circonspects, encore moins délicats sur l'examen des faits, des détails, des circonstances, ils n'ont pas manqué de grossir les accidens, et de dénaturer les faits. Ils ont bien relaté la mort de quelques individus qui sont morts pendant le traitement (comme si l'homme était immortel) ; mais ils se sont bien donné de garde de déclarer qu'ils avaient été appelés des premiers, qu'ils avaient prononcé eux-mêmes l'incurabilité ; ils n'ont pas dit que le malade ne présentait plus d'espoir à toutes les ressources combinées de l'art, ou que les médicamens lui avaient été trop tardivement administrés.

C'est d'après des rapports aussi inexacts qu'on a composé cette masse de faits altérés, tronqués, défigurés, tous ou presque tous en opposition diamétrale avec la vérité ; c'est à l'aide de procédés si peu délicats qu'on a formé ce répertoire de dénonciations nombreuses, recommandées à la surveillance des préfets des divers départemens.

A Dieu ne plaise que nous nous permettions jamais, ni de censurer, ni de blâmer la conduite de ces hommes qui, selon l'ordre et la marche de la Providence sont les dépositaires de l'autorité légitime. Leurs vues sont louables et pures ; nous osons le penser, le croire, et nous ne craignons pas de le dire ; mais la justice et l'impartialité qui les caractérisent, ne semblaient-elles par leur imposer la condition, disons plus, l'obligation d'accueillir aussi favorablement les témoignages de plusieurs centaines de malades qui n'étaient redevables de leur santé qu'à l'usage de ces médicamens? Si, avant d'adresser au Ministre de l'intérieur les dénonciations de ceux qui s'appellent *les hommes de l'art*, ils eussent fait dans leurs départemens respectifs un appel à tous ceux qui n'avaient qu'à se louer des bons succès obtenus, ils auraient vu et leur anti-chambre et leurs cabinets assiégés et remplis de témoins non suspects, et bien plus désintéressés que ceux qui avaient surpris leur religion.

Mais telle est la triste position de l'homme en général, et plus encore de celui qui est constitué en dignité. Sa qualité d'homme en place le met, moins peut-être qu'un autre, à l'abri des méprises et des suggestions de l'erreur, soit qu'ils les prenne en lui-même, soit qu'elles lui viennent de la part des personnes qui ont intérêt à le tromper. Avec le plus grand désir de faire le bien, il fait souvent le mal qu'il ne voudrait pas faire, parce qu'il a été trompé par des gens qui avaient un grand intérêt à le circonvenir et à lui faire adopter leurs idées. Or, une fois trompé, il suit l'impulsion qu'il a reçue, et bornant là toute son attention il arrête, sans le vouloir, le développement et la marche d'une vérité qui se rattache intimement et fortement au bonheur de la société.

Alors la vérité contrariée, arrêtée dans sa marche par ceux qui devraient montrer le plus d'empressement à favoriser ses succès, est comme obligée de se cacher. Si elle lève modestement sa tête, l'erreur au front d'airain, et fière de la protection qu'elle a plutôt usurpée qu'obtenue, sous le spécieux prétexte d'amour du bien public, la force de rentrer dans l'obscurité, jusqu'à ce que, favorisée par d'heureuses circonstances, armée de son flambeau, elle mette à découvert les traits hideux et repoussans de ses ennemis.

Les médecins des départemens, qu'on vient de voir se traînant dans les bureaux de préfecture pour parvenir à leurs fins, n'étaient que des subordonnés, des agens bien subalternes, en comparaison du *grand Sanhédrin* qui siége dans la première ville de France. Les petites manœuvres s'ourdissaient à la vérité dans les provinces; mais les grandes opérations étaient du ressort des grands faiseurs de la Capitale. C'est là qu'aboutissaient, comme vers leur centre, les rapports exagérés et mensongers, les plaintes et les doléances de tant d'hommes qui spéculent sur les infirmités humaines, et qui ne vivent que par elles. Les cartons du secrétaire perpétuel de l'Académie, aussi bien que ceux du Ministère, regorgeaient, les uns de dénonciations haineuses et sans fondement, les autres, des lamentations de tous ces infortunés qui criaient à tue-tête : « Notre état est perdu, la Médecine est entre les mains de tout le monde, dorénavant on pourra se guérir sans nous; déjà, en plus d'un lieu, on nous regarde avec un sourire malin, et l'on nous dit assez haut, pour que nous l'entendions, qu'on pourra bien s'affranchir de notre domination...... »

L'Académie fermera-t-elle l'oreille à de si *justes* plaintes, et dédaignera-t-elle de venir au secours de tant d'infortunés qui réclament son honorable et puissante protection! N'est-ce pas ici ce qu'on peut appeller une affaire de corps? Si l'intérêt des médecins de province est froissé, si leur amour-propre a été fréquemment humilié, à la vue de guérisons sans nombre, opérées sans leur intervention, sur des malades abandonnés par eux, et par eux déclarés incurables, ceux de Paris seraient-ils donc privilégiés, et n'auraient-ils pas aussi bien que ceux des départemens un juste sujet de porter des plaintes non moins amères? C'est ici ou jamais, l'occasion de se réunir, de marcher les rangs serrés, de faire face à l'ennemi, et le débusquer des retranchemens où il se croit en sûreté.

La voilà donc cette grande, cette importante question, portée au tribunal des grands maîtres dans l'art qu'Hippocrate a pratiqué. C'est à eux qu'il appartient d'opposer une digue à ce qu'ils appellent le torrent de l'erreur. C'est à eux de répondre à l'intention d'une foule de parties plaignantes, et de se montrer les soutiens et les appuis d'une corporation nombreuse à laquelle on a l'honneur d'appartenir. En un mot, c'est à eux qu'il convient de frapper, d'une façon toute neuve et tout extraordinaire, l'oreille des dépositaires du Pouvoir. Des plaintes verbales seraient insuffisantes : les paroles s'envolent, et les écrits subsistent, *Verba volant : scripta manent*. On a donc conclu, à l'unanimité des suffrages, à ce qu'il fût fait un rapport bien scientifique, bien détaillé, bien circonstancié, contenant des allégations, des inculpations graves, le tout confirmé par des *expérimentations* capables d'écraser de tout le poids du corps académique l'audacieux qui avait osé s'écarter de l'ornière tracée, et se frayer une nouvelle voie dans laquelle nul praticien n'avait hasardé de s'élancer avant lui.

Sur quel heureux mortel vont se porter les regards de cette savante corporation? Toutes les bouches sont béantes, toutes les oreilles sont dressées, tous les yeux sont ouverts. On lit sur le visage des prétendans tous les caractères du désir et de l'espérance. Chacun d'eux a déjà formé, arrangé, disposé dans sa tête le plan d'une réfutation qui va réduire en poudre tout *l'échafaudage* qui sert d'appui à la *Médecine curative*.

Le nom de l'heureux mortel qui a réuni le plus de suffrages sort donc enfin de l'urne scientifique; il est proclamé le champion délégué pour combattre corps à corps *l'ennemi de l'humanité...!*

Un choix aussi honorable est bien propre à faire naître dans une grande âme le sentiment d'un noble orgueil. Quand on se dit à soi-même : Mon rapport sera lu en pleine Académie, il est destiné à passer sous les yeux d'un ministre distributeur-né de tous les emplois lucratifs ou honorifiques, on est fortement tenté de se croire un personnage, et l'on résiste difficilement aux séductions de la vanité.

L'homme qui voit s'ouvrir devant lui les voies de la célébrité et de l'illustration, ne tarde pas à se mettre à l'ouvrage. Si d'un côté, il est effrayé par la grandeur de l'entreprise, de l'autre, il est suffisamment rassuré, encouragé par l'appât de la récompense. A dater de là, le cabinet des consultations sera fermé; notre docteur cessera d'être visible; ou s'il l'est encore, c'est pour des amis de choix, ou tout au plus pour quelques malades privilégiés, auxquels on ne manquera pas de dire qu'on n'est plus à soi ni à ses amis, depuis qu'on est chargé par l'Académie d'un rapport de la plus haute importance.

Enfin après deux mois d'un travail assidu, opiniâtre, on a vû sortir du cerveau de notre docteur un rapport bien scientifique, bien lardé de mots qui n'ont pas encore obtenu dans notre langue le droit de bourgeoisie ; mais qui n'a pas moins été lu en présence du corps académique qui l'a muni de sa sanction et de son approbation, fortifiée de la signature de son secrétaire perpétuel, PARISET.

Ce rapport, imprimé aux frais du gouvernement par les presses de l'imprimerie royale, est bien la preuve la plus complète que nos docteurs ne sont pas gens à faire la guerre à leurs dépens.

Examinons, le flambeau de la critique à la main, le contenu de cette scientifique production. Sans doute son auteur n'aura pas manqué de faire connaître la fausseté du principe sur lequel repose, comme sur sa base, l'Ouvrage ayant pour titre *la Médecine curative?* il n'en est pas fait la plus légère mention. Sans doute, il n'a pas manqué de prouver contre le chirurgien Le Roy, qu'il se plaît à qualifier malicieusement du simple titre d'officier-de-santé, que les humeurs gâtées et corrompues renfermées dans le corps humain, n'étaient pas la cause unique ou principale de toutes les maladies auxquelles il est assujetti? Il n'aura pas manqué de démontrer contre lui, qu'entre les cent mille moyens employés aujourd'hui par les matadors de l'ordre, la purgation n'était pas le plus prompt et le plus efficace pour rendre la santé aux malades, que cette purgation ne devait pas être activée et poursuivie en raison de la tenacité de la maladie? rien de tout cela.... Soit... Mais il aura eu la délicatesse de faire mention d'un autre Ouvrage à l'appui du premier, où sont relatés les témoignages innombrables d'hommes recommandables par leurs emplois, leurs talens, et plus encore par leur véracité et leur probité, qui tous, sur l'un et l'autre hémisphère, ne forment qu'un accord de voix en faveur de cette méthode et des médicamens dont elle prescrit l'usage? (1) Voilà les devoirs que l'honneur et la délicatesse imposaient à un rapporteur impartial. A-t-il fait seulement quelque chose qui en approche? N'a-t-il pas au contraire prouvé que la simplicité de la colombe n'était rien moins que sa devise, et qu'on peut passer pour un homme DOUBLE à moindres frais?

Au lieu de détruire un principe vrai, un principe incontestable, prouvé par d'innombrables succès, qu'a fait notre docteur référendaire? il s'est jeté à corps perdu dans les divagations et dans de prétendues *expérimentations*, qui prouvent tout à la fois et son peu de discernement et le désir caché de préjudicier à une vérité dont l'utilité est démontrée autant qu'une vérité peut l'être.

Serait-ce manquer aux égards dus à une corporation composée d'hommes estimables sous plus d'un rapport, que de mettre au jour quelques observations relatives, non pas au fond de l'Ouvrage entrepris par son ordre, mais sur les procédés employés,

---

(1) La *Médecine curative prouvée et justifiée par les faits*, ou les 2e, 3e et 4e parties de la méthode du chirurgien Le Roy, 3 vol. in-12, adressés par lui-même au ministère de l'intérieur.

aux fins de poser les bases de ce rapport (1)? Le délégué du corps académique s'est procuré, il importe peu de savoir par quelle voie les médicamens dits *vomi-purgatif et purgatif*, confectionnés par le pharmacien Cottin. Ainsi que se l'est prescrit ce pharmacien, les vases ou bouteilles étaient ficelés et scellés de son cachet sur le bouchon. Avant que le docteur référendaire commençât d'opérer sur ces médicamens, ne semblait-il pas dans les principes de l'équité et de la justice, de l'appeler, de lui mettre les bouteilles sous les yeux, de lui faire reconnaître son cachet et l'identité des médicamens, tels qu'ils sortaient de sa pharmacie? L'équité, l'impartialité, la justice, n'imposaient-elles pas l'obligation rigoureuse de n'opérer qu'en présence des hommes contre lesquels on avait projeté de diriger un rapport? Comme il fallait donner à cette sorte d'opération le plus d'éclat possible, oserait-on bien assurer que dans le nombre des manipulateurs, il ne se serait pas faufilé quelqu'un de ces hommes peu délicats, qui trouvent bons tous les moyens, quand ils conduisent à la fin, ou au but qu'ils se proposent d'atteindre?..... On ne voit pas sans un secret dépit s'évanouir l'objet de ses espérances.....

(1) Voyez L'EXAMEN CRITIQUE *d'un rapport présenté à S. Exc. le ministre de l'intérieur par l'Académie de Médecine, contre les évacuans dits de Le Roy*, par le docteur MARTIN, de la faculté de Paris (*gazette des malades*, n° 5 et 8, et la 4e partie de la MÉDECINE CURATIVE; il y est prouvé jusqu'à l'évidence que le docteur chargé de cette opération a trompé l'Académie, après s'être trompé lui-même.

Des *expérimentations* ont été faites sur divers animaux ; après qu'on leur a eu fait prendre, de force, les médicamens dits *de Le Roy*. Ici les réflexions se présentent en foule à l'esprit. En quel état étaient ces malheureuses victimes de l'inexpérience et du défaut de réflexion et de discernement ? Quelle était, à ce moment, la disposition de leur estomac ? Depuis combien de temps avaient-ils mangé ? L'excessive plénitude de ce viscère, jointe à l'action du médicament n'était-elle point une raison suffisante pour déranger alors toute l'économie animale ? On a fait des *expérimentations !* Mais qui oserait assurer qu'une main jalouse n'aurait pas joué d'adresse pour introduire certaines substances, telles que le nitrate d'argent, le sublimé, l'acétate de morphine : tous poisons si bien connus des gens de l'art ? Mais qui serait assez hardi pour répondre sur sa tête de la droiture, de la probité, de la franchise et de la loyauté des adjudans subalternes qui ont concouru à cette opération ? Et comment qualifier ce fameux procédé du bondonnement, dont il a été usé à l'égard de ces animaux ? Dans quelle tête ne naîtrait pas cette réflexion si simple que l'action de fermer le canal émonctoire de tout animal, est seule suffisante pour produire dans l'intérieur de son corps, tous les désordres, tous les ravages précurseurs certains de la mort....! Comment peut-il se faire que ces mêmes médicamens, employés avec le plus grand succès sur des quadrupèdes et des volatiles de diverses espèces, aient donné la mort, tandis qu'ils ont rendu la santé, et rappelé à la vie des milliers d'autres animaux, lorsqu'on les leur a sagement administrés ? Aussi le public s'est-il moqué et se moquera toujours du rapport ou de ses faiseurs (1). Le docteur référendaire a fait ses *expérimentations* (2) ; mais le public aussi a fait ses expériences, et le témoignage de cinquante, de cent honnêtes gens désintéressés, vaut bien celui d'un homme qui, pour trouver la matière d'une odieuse inculpation, soumet à l'action du scalpel inexpérimenté de quelqu'un de ses élèves, de pauvres animaux dans le moment où le remède commence à opérer, ou lorsque, par des obstacles, les déjections n'ont pu se faire jour...... Si une semblable conduite a jamais des approbateurs, à coup sûr ils ne se trouveront que parmi les hommes qui ne sont pas entièrement à eux-mêmes.

C'est cependant avec des moyens aussi trompeurs, on pourrait même les appeler fallacieux, qu'on a osé aborder le cabinet d'un ministre, dont l'amour du bien public forme le caractère distinctif. Habitué, ainsi que le sont presque tous les grands personnages, à juger d'après les rapports qui leur sont soumis, il n'a pu mettre dans sa pensée que des hommes décorés de plus ou moins de titres, soit honorifiques, soit scientifiques, eussent intérêt à le tromper, ou à en imposer à sa religion. Il en faut souvent moins pour induire un homme en erreur, quoique d'ailleurs son esprit soit orné de toutes les connaissances relatives à la haute administration que le Souverain lui a

---

(1) Voyez encore à ce sujet la *Médecine curative prouvée et justifiée par les faits*, et *la Gazette des malades*.

(2) Expression barbare, et qui ne trouvera place que dans les Ouvrages des médecins. C'est bien le *sesqui pedalia verba* d'Horace.

confiée. Mais on peut posséder tout cela, et être absolument étranger, ainsi que ses alentours, à la science qui a pour objet de détruire les infirmités humaines; et ce ne serait pas manquer au respect dû à son excellence, si on lui mettait sous les yeux qu'avant de lancer sa circulaire, il était de toute justice d'entendre contradictoirement les parties, ou au moins de prendre communication des Ouvrages qu'on avait pris la liberté de lui adresser. Là il eût trouvé du moins de quoi fixer son opinion, non pas d'après des théories creuses, et des expressions dérivées du grec et de l'arabe, mais d'après des faits constans et constatés, revêtus de toutes les formes requises pour établir leur authenticité, non-seulement sur tous les points de la France, mais sur toutes les parties du globe. Pourquoi des pièces d'une si haute importance n'ont-elles pas été mises sous ses yeux? belle demande! Il a fallu les faire passer par la filière des bureaux, et il y en a tant.... Il y en a tant.... il y en a tant qu'elles se seront égarées ou perdues dans la foule des papiers réputés inutiles. D'ailleurs un ministre chargé d'une grande administration, ainsi que le Monarque dont il est le délégué, ne peut tout voir par ses yeux; il est souvent obligé de s'en rapporter au dire d'un secrétaire intime qui ne parle pas toujours d'après lui-même. Il y a des faiseurs; ils présentent un arrêté tout rédigé, il n'y a plus qu'à apposer la griffe, ou la signature, et voilà ce qu'on appelle une affaire terminée.... sauf le contredit.

Mais qui oserait contredire un ministre, surtout après qu'il a pris un arrêté? c'est celui qui, selon sa conviction et sa persuasion intime, n'a d'autre intention que de faire triompher la Vérité des attaques de l'erreur et du mensonge. Un défenseur de la Vérité l'abordera avec tout le respect dû à sa dignité ; mais il ne craindra pas de lui dire :

« La religion de votre excellence a été surprise, et elle s'est laissé circonvenir par des hommes qui avaient un grand intérêt à la tromper. Connaissant mieux que personne l'ascendant qu'ils exercent sur l'imagination, ils ont fait tourner à leur profit les préjugés de l'enfance et de l'éducation, pour appuyer leurs insinuations mensongères ; elle a ajouté trop aisément foi aux discours d'hommes qui exploitent l'espèce humaine à leur profit, qui n'ont aucune confiance dans l'art qu'ils exercent, qui avouent ouvertement leur ignorance dans l'art de guérir, en déclarant, dans les divers Ouvrages sortis de leurs plumes qu'ils n'ont que des conjectures pour base de l'état qu'ils pratiquent.

« C'est cependant d'après leur rapport que votre excellence a lancé une circulaire aux préfets contre la manifestation d'un principe dont la vérité est prouvée par l'expérience et par des faits que l'incrédulité la plus prononcée n'oserait révoquer en doute.

« Votre excellence, dans sa circulaire, met en avant que *les remèdes du sieur Le Roy, composés de drastiques violens, portés à des doses extrêmes, offrent les plus grands dangers.* A coup sûr, elle ne parle pas d'après elle-même ; car il est présumable qu'elle n'en a jamais fait personnellement usage, qu'elle n'a eu aucun entretien particulier à ce sujet avec quelqu'un des malades qui leur sont redevables de la santé et peut-être de la vie. Alors votre excellence n'a prononcé que sur le rapport d'hommes intéressés à les décrier. Cette société, la première du Royaume, oserait-elle bien, son rapport à la main, se présenter à votre audience, et affirmer que l'amour du bien public a été le principal mobile de sa démarche? Oserait-elle dire que l'amour de la Vérité a dirigé la plume de son rapporteur; que les prétendus accidens ne sont point exagérés, controuvés par d'infidèles correspondans? Il y a deux mille cinq cents ans que le divin PLATON a dit en grec, ce que j'ai l'honneur de dire en latin à votre excellence:

Mendacium medicis concedendum esse.

Il est permis aux médecins de mentir.

« Votre excellence appelle vente illégale les médicamens qu'un pharmacien autorisé expédie pour l'usage et l'utilité des personnes qui ont confiance dans la Méthode de traitement dont il est ici question. Où est donc l'illégalité? N'a-t-il pas le droit acquis et incontestable d'opérer selon prescription, et de les expédier aux malades à l'intention desquels ils ont été confectionnés? Qui pourrait ravir à un citoyen le droit d'en faire usage, et lui contester celui de les transmettre à ses amis qui y auraient une égale confiance? Il n'y a là ni vente ni débit; et votre excellence est trop instruite, et a l'esprit trop clairvoyant pour voir une vente là où il n'y a qu'une transmission bénévole de pure obligeance.

« Votre excellence n'a entendu que des personnages décorés de titres divers, des membres ou des correspondans de *toutes les Académies du monde;* mais tout en dénonçant à votre excellence des remèdes comme dangereux, en relatant *des accidens graves et nombreux* attribués à l'usage de ces médicamens, cette savante société a-t-elle eu la délicatesse de mettre dans la balance le témoignage de cent mille individus attaqués de tous les genres et de toutes les espèces de maladies (sans en excepter la fièvre jaune), qui tous reconnaissent avoir recouvré la santé, et peut-être la vie par l'efficacité de ces médicamens ?

« Ils ont dit à votre excellence que des malades étaient morts en en faisant usage. Mais qui ne sait que tous les hommes sont sujets à la mort, et qu'il en est qui ne présentent aucune ressource aux efforts combinés de l'art ? Ils ont mis sous vos yeux des *faits nombreux constatés de la manière la plus authentique*. Mais si la loyauté, la franchise, l'impartialité fussent entrées pour quelque chose dans le rapport qui vous a été soumis, ils eussent pris communication d'un Ouvrage qu'ils font semblant de ne pas connaître et dont ils n'ignorent pas l'existence (1); ils auraient mis en parallèle dix mille guérisons constatées authentiquement par les autorités civiles sur des malades désespérés, et déclarés par eux incurables. La *première société médicale de France* laisse donc percer dans son rapport une petite pointe de partialité. De la partialité à la duplicité il n'y a qu'un pas, et ce pas est glissant. La duplicité et le mensonge se tiennent d'ordinaire par la main ; mais quand on a pour soi l'autorité du divin PLATON, il est bien difficile de ne pas s'en prévaloir, et de ne pas

(1) La *Médecine curative justifiée par les faits*. 3 vol. in-12.

user du privilége : *mendacium medicis concedendum esse.* Il est permis aux médecins de mentir.

« Votre excellence connaît mieux que personne les ressorts secrets qui font mouvoir les passions de ceux qui ont intérêt à surprendre sa religion ; elle se tient en garde contre les imposteurs placés aux derniers rangs de la société ; mais elle sait aussi qu'on ne se méfie pas également des individus titrés, décorés, et qui, dans l'ordre social, sont investis d'une haute considération. On prend volontiers leurs aphorismes pour des oracles ; leur prétendue science dispense du soin d'examiner, de discuter, d'approfondir, par la raison tranchante et décisive, à ce que l'on croit, qu'il est impossible qu'*un seul homme puisse avoir raison contre tous* (1).

« Votre excellence pourrait-elle se formaliser et trouver mauvais qu'on se permît de lui dire que toutes les découvertes, toutes les vérités utiles, au moment de leur manifestation, ont éprouvé les plus rudes attaques et les plus violentes contradictions? Lorsque Colomb eut découvert un Nouveau Monde, et donné, par suite de cette importante découverte, une si haute prépondérance à l'Espagne, n'ameuta-

(1) Quand on dit *contre tous*, cette assertion est de la nature des propositions universelles. Or, les propositions universelles, dans l'ordre moral, ont des exceptions. Heureusement pour le bonheur de l'humanité, bon nombre de médecins, sur divers points de la France, ont adopté le principe, et traitent leurs malades avec le plus grand succès, en employant les médicamens prescrits dans la *Médecine curative*. (Voyez l'Ouvrage ci-devant indiqué, et la *gazette* des malades).

t-il pas contre lui une foule de lâches et de bas courtisans qui ne cherchaient qu'à déprécier le mérite de son entreprise? L'histoire l'a vengé, mais ses jours n'en furent pas moins abreuvés de fiel, et les chagrins qu'il a essuyés ne contribuèrent pas peu à abréger une vie qu'il avait dévouée au bonheur de l'humanité.

« Lorsque Galilée, créateur du vrai système astronomique et planétaire, eut mis son opinion au jour, toutes les sociétés savantes d'alors, c'est-à-dire les Universités et leurs suppôts, ne prirent-elles pas fait et cause dans un procès où elles ne comprenaient rien, et où elles ne voulaient rien comprendre? Il en coûta cher à cet homme immortel pour leur avoir fait toucher au doigt une vérité aujourd'hui démontrée.

« Quand Harvey, ce médecin dont le nom sera à jamais mémorable dans les fastes de l'histoire, eut fait la découverte de la circulation du sang, quels cris, quelles clameurs, quel vacarme de la part de ces vieux routiniers qui la regardaient comme le fruit d'un cerveau désorganisé! Alors, ainsi que le font les médecins de nos jours, ils s'entendirent, ils se concertèrent, ils se coalisèrent pour le desservir, non pas auprès d'un ministre, mais dans l'esprit du monarque anglais, dont jusque-là il avait possédé la confiance.

« Ces découvertes, ces importantes vérités, n'étaient cependant que des vérités de théorie et en partie de simple spéculation; elles ne blessaient aucune espèce d'intérêt, ou si elles en froissaient quelques-uns, ce n'était que des intérêts d'amour-propre.

Néanmoins leurs intrigues basses et avilissantes ont conduit ces illustres personnages, les uns à l'exil, les autres à la perte de la liberté, d'autres enfin, tel que Socrate, à la mort.....

« Tels sont les funestes effets des passions humaines quand elles sont froissées dans leurs intérêts les plus chers. Mais, comment votre excellence, dont l'œil est si pénétrant dans toutes les parties de son administration, ne s'est-elle pas tenue en garde contre des hommes qui ont tant de traits de rapprochement et de similitude avec les persécuteurs des Colomb, des Galilée, des Harvey, des Descartes, tous noms qui seront l'ornement de l'histoire des temps modernes et la gloire des pays qui les ont vus naître.....?

« Protecteur-né des découvertes utiles et précieuses, votre excellence pourrait-elle repousser celle qui rend journellement à l'humanité les plus grands, les plus importans services ? En revenant par elle-même à un nouvel examen, et non par l'intermédiaire d'hommes qui ont le plus grand intérêt à la tromper, pour ensuite en imposer au public, elle n'accusera plus de nuisibilité des médicamens dont cent mille guérisons, opérées annuellement sur l'un et l'autre hémisphère, proclament la puissante efficacité.

« Ce n'est pas le chirurgien Le Roy qui en porterait ses plaintes à l'audience de votre excellence. Content de son obscurité, on ne le vit jamais figurer parmi ces intrigans qui fatiguent à la journée les oreilles des ministres. Dans le silence de sa retraite, il se contenterait de gémir sur l'aveuglement de ceux qui, sans examen, repousseraient une vérité utile; mais cent mille individus, répandus sur l'un et l'autre hémisphère, pousseraient les hauts cris, si on leur ravissait le moyen de conserver, ou de prolonger leur existence. Cent mille réclamations, de divers points de la France, se feraient jour et perceraient jusqu'au cabinet de votre excellence. Chacune d'elles porterait textuellement ces plaintes :

« Votre excellence peut bien appeler *l'attention des autorités et du public sur les dangers qui lui sont signalés* (*par les médecins*, *s'entend*); mais nous qui connaissons nos besoins, nous serons peu effrayés des terreurs paniques qu'on cherche à nous inspirer. Nous continuerons l'usage d'un moyen qui nous a rendu la santé et la vie; et si l'Autorité, étendant trop son pouvoir, en venait à le proscrire, la France ne serait plus qu'une vaste et immense pharmacie, où chacun en confectionnerait pour soi, pour ses parens, pour ses voisins, pour ses amis. »

Je n'ai jamais vu un Ministre en face, je n'ai jamais assisté à son audience; mais je donnerais tout au monde pour être le témoin de sa contenance en présence de l'homme énergique qui lui adresserait un pareil langage. Les préjugés à part, il ne pourrait produire qu'un grand effet.

Quoi qu'il en soit, c'est un point de fait incontestable, consolidé par des témoignages nombreux et irrécusables, qu'une grande vérité médicale a été mise à découvert. Elle a été accueillie sur tous les points de la France, ainsi que dans les Royaumes voisins. Partout elle compte de nombreux partisans.

La Médecine curative, cet important Ouvrage, a été traduit en espagnol, en italien; bientôt, probablement, il le sera en d'autres langues. Il a été réimprimé ou contrefait en Suisse et dans les Pays-Bas. Les Etats-Unis d'Amérique, la Louisiane, les colonies françaises, anglaises, espagnoles, danoises, proclament à haute voix les plus étonnantes guérisons, sur toutes les espèces de maladies et sur des gens de toutes couleurs. La fièvre jaune, cette peste des Antilles, qui moissonne, à leur arrivée, les deux cinquièmes des Européens qui vont s'établir dans ces climats, est forcée de céder à son efficacité. Voilà des vérités de fait que l'incrédulité la plus prononcée n'oserait révoquer en doute. Et un Ministre trompé, sans avoir appelé ni entendu contradictoirement les parties, lance une circulaire équivalemment prohibitive contre un homme qui, depuis plus de trente ans, exerce son état sous les yeux et en vertu de la loi!

A la vérité, cette circulaire rappelle les droits du chirurgien Le Roy à l'exercice de sa profession; il pourra donc prescrire à ses malades tels médicamens qu'il estimera convenables; mais elle renouvelle formellement la défense aux pharmaciens de délivrer lesdits remèdes sans la prescription d'un docteur ou d'un officier-de-santé. Il suit nécessairement de-là que les médecins ne les ordonnant jamais, les pharmaciens se donneront bien de garde d'en confectionner. C'est bien là l'équivalent d'une prohibition.

Sous les voiles du mystère, on pourrait dire, avec les précautions du plus profond secret, cette circulaire a été adressée aux préfets; ceux-ci l'ont adressée de même à leurs sous-préfets, pour de là être transmise à leurs municipalités respectives. Cette mesure n'était pas une mesure locale, mais bien une mesure générale qui embrassait non pas un département, mais tous les départemens du Royaume; non pas quelques municipalités, mais toutes les municipalités du territoire français, avec injonction formelle de publier, et le rapport de l'Académie et la circulaire ministérielle qui enjoint aux maires de saisir ou faire saisir les médicamens dits de Le Roy, partout où ils pourraient se trouver.

Il ne faut pas demander si le jour de cette publication a été un jour de gloire et de triomphe pour les quarante mille médecins ou médicastres, et autant à peu près de pharmaciens répandus dans les villes, bourgades et villages du territoire français. Qu'il faisait beau les voir applaudir à la voix du secrétaire de la mairie, et faire *chorus* avec lui pour répéter les anathèmes qui venaient d'être lancés contre la *Médecine curative!* On rirait trop si on traçait le tableau des différentes farces auxquelles cette promulgation a donné lieu; comme aussi il en est plus d'une qui ferait hausser les épaules de pitié. Ici, c'est un paysan qui interrompt la lecture, et qui s'écrie en pleine assemblée: « Oh! le plaisant arrêté qui défend de nous guérir quand nous sommes malades! J'en ai pris de ces médicamens, qui m'ont fait tout le bien possible, et j'en prendrai encore toutes les fois que j'en aurai besoin. Si je ne peux m'en procurer, j'en fabriquerai moi-même. Il faudra bien finir par-là, attendu que les pharmaciens n'en fabriqueront jamais, pas plus que les médecins n'en ordonneront. » Là, c'est un maire de village, non moins rigoureux observateur des formes, que jaloux de conserver l'influence qu'il tient de sa dignité. Décoré de son écharpe, il se transporte, accompagné du juge de paix, chez un habitant qu'il savait faire usage de ces médicamens. Il demande, au nom de la loi (il eût beaucoup mieux dit au nom de l'arrêté), l'exhibition des bouteilles où les médicamens étaient contenus : « Ah! par ma foi, M. le maire, vous venez quatre heures trop tard; ma femme, ici présente, a avalé le reste ce matin; si vous voulez vous en saisir, voici le vase de nuit: verbalisez à votre aise, et envoyez le tout à qui de droit (1). »

Laissons là les farces de village, et parlons de choses plus sérieuses. Dans les grandes villes, où il s'agissait de porter de grands coups, on a déployé de grands moyens. On ne parlera que d'une seule anecdote, pour ne pas fatiguer ceux qui prennent un certain intérêt à la défense d'une vérité utile.

Aussitôt que la circulaire du ministre et le rapport de l'Académie furent parvenus aux chefs des administrations départementales, dans une certaine ville qu'on ne désignera que par sa lettre initiale O.. ..., les agens de la police générale, aux ordres de l'administrateur en chef, furent mandés pour l'exercice de leurs fonctions. Ce n'était pas une conspiration contre la sûreté de l'État qu'il fallait déjouer; c'était quel-

---

(1) Croirait-on que ce maire de village avait chez lui de ces médicamens, pour son usage personnel, et qu'avec eux il avait guéri son épouse? Cependant il ne prétendait à rien moins qu'à en prohiber l'emploi : voilà encore comme sont certains hommes!

que chose de *bien pis* : il s'agissait de garantir l'espèce humaine *du plus terrible de tous les fléaux.*

Deux jours étaient à peine écoulés depuis la réception de la circulaire en question, qu'environ sur les deux heures après midi, se présenta, dans une maison qu'il est inutile de désigner, un individu bien costumé, parlant bien, nullement embarrassé de sa personne. Cet émissaire demande, de but en blanc, les médicamens dits de Le Roy. Cette demande un peu brusque, à laquelle le correspondant de M. Le Roy n'était nullement accoutumé, annonçait un homme peu instruit sur la chose, et qui s'était formé l'idée que c'était une marchandise qu'on délivrait à la réquisition du premier qui se présentait. On se permit de lui adresser quelques demandes, entre autres celles-ci : Connaissez-vous, avez-vous lu la Méthode selon les principes de laquelle vous voulez-vous traiter ? Avez-vous une lettre du chirurgien Le Roy qui vous autorise à réclamer ces médicamens comme à vous personnellement adressés ?... ce n'est par pour moi que je les réclame ; c'est une simple commission dont je me suis bénévolement chargé.... La personne qui vous a commis en a-t-elle quelquefois fait usage ?... je l'ignore... Quelle est la maladie pour laquelle elle les réclame ?..... Et aussitôt, l'obligeant commissionnaire, de tracer un tableau qui n'avait ni queue ni tête, où les couleurs étaient brouillées et les traits confondus.... Que la malade à laquelle vous vous intéressez, écrive à l'auteur de la *Médecine curative*, qu'elle lui trace l'état de sa situation, et lorsque les médicamens seront parvenus on les lui transmettra. Il ne faut pas demander si cet émissaire, en se retirant, laissa lire sur son front le signe du mécontentement.

Le même jour, sur les cinq heures, un second personnage se présente. Il est probable que ces deux agens de la police ne s'étaient pas revus; mais à coup sûr ils avaient fait leur thème ensemble. Même langage; même tournure d'expressions. C'était encore une commission; c'était pour une femme malade, qui n'en avait jamais fait usage. On se permit de lui adresser les mêmes demandes qu'on avait faites à son précurseur. On se permit de plus, de lui faire sentir qu'il y avait au moins, tant de sa part que de celle de la personne qui l'avait commis, imprudence, pour ne pas dire témérité. Pour obtenir la transmission, on lui prescrivit les mêmes conditions à remplir; et dans un petit accès d'humeur, il ne put s'empêcher de dire en sortant : S'il faut tant de formalités, la malade peut bien se charger elle-même de ses commissions....

Ces deux visites ressemblent bien fort à de l'espionnage. Les tentatives n'en resteront pas là. La haute surveillance, qui avait commencé d'abord par lancer ses furets, voyant qu'elle avait échoué dans ses poursuites, transmet ses ordres à la municipalité du lieu. Les médecins étaient au courant. Le rapport de l'Académie de médecine leur avait été communiqué, et ils poussaient fortement à la roue (1). Les ordres sont donnés, et voilà nos commissaires

(1) Les médecins étaient tellement au courant, que plus de deux mois d'avance ils se targuaient du *coup mortel* qui, selon eux, devait être porté à *la Médecine curative*.

de police chargés de cette importante opération.

On se concerte : il faut jouer d'adresse. Ils jettent les yeux sur une femme qu'ils endoctrinent ; ils l'instruisent dans l'art du mensonge, et de plus ils lui remettent l'argent pour payer l'objet de sa demande. Ces agens de l'Autorité étaient en embuscade, à trente pas géométriques, cachés sous l'arcade d'une porte cochère, bien disposés à saisir les médicamens au sortir de la maison. Mais quel fut leur étonnement, lorsqu'ils virent cette femme revenir les mains vides ! Le commissaire en chef qui s'était mis à la tête de cette *brillante* tentative, voyant que son projet avait échoué, abandonne le reste de l'expédition à un commissaire d'arrondissement, qui s'en charge, accompagné d'un de ses subordonnés. Ils se présentent.

Qui vous amène ici ?.... nous sommes commandés pour faire une visite relative aux médicamens *dits de Le Roy*..... Quels sont vos titres pour vous présenter chez un citoyen ?.... nous sommes commissaires de police..... Avez-vous une autorisation spéciale, signée du maire ou du préfet ?... non.... Vous comprenez qu'à défaut de cette autorisation spéciale, vous ne pouvez vous présenter chez moi ?.... l'observation est juste, et nous allons nous retirer.... Non, messieurs, faites ce pourquoi vous êtes envoyés ; parcourez la maison. Par où voulez-vous commencer ? est-ce par la cave ? est-ce par le grenier ? Déjà ils avaient inspecté divers locaux, lorsqu'il leur fut dit : Hé bien, messieurs, vous ne trouvez rien ? mais vous en trouveriez vingt-cinq bouteilles, qu'on vous prierait de les regarder, et de n'y pas toucher ; car, somme totale, est-ce qu'un citoyen n'a pas le droit d'en boire à son repas, s'il en préfère l'usage à celui du vin ou de toute autre liqueur?.... Personne ne peut le lui contester.... Que venez-vous donc faire ? Pour couper court, dites à ceux qui vous envoient, quels qu'ils soient, qu'il existe des lois; que nous vivons en France à leur abri ; que tout citoyen ne doit connaître que la loi. Si sa conduite est en opposition avec elle, il y a des tribunaux à qui il appartient d'en connaître ; et de plus, il n'y a pas et il ne peut exister de loi qui puisse empêcher un citoyen de rendre service à ses semblables. D'ailleurs c'est une affaire jugée.... Tel a été le résultat d'une visite domiciliaire, faite dans une des bonnes villes de France. Depuis ce temps on n'y a entendu parler de rien à ce sujet. Mais n'a-t-on pas vu, en des lieux indiqués par la Gazette des malades, des commissaires de police saisir, emporter, ravir à des malades en traitement les médicamens dont ils étaient en train de faire usage, sous le prétexte spécieux de dépôt ? Eh, voilà comme certains hommes, investis d'une portion du pouvoir, sont plutôt propres à le faire haïr qu'à le faire aimer ! et voilà comme, dans les mains de ces hommes, la sûreté de leurs semblables est garantie par les lois !....

RÉFLEXIONS.

Sur tous les points de la France et de l'étranger, sans omettre les colonies, les médecins se sont insurgés contre la méthode dont les principes sont consignés et développés dans l'immortel Ouvrage ayant pour titre *la Médecine curative* (1).

---

(1) Il y a cependant de nombreuses exceptions. Cette

Sur tous les points de la France, on pourrait dire sans exagération sur tous les points du globe, des guérisons innombrables ont été opérées sous les yeux des plus habiles et des plus renommés d'entre eux, sur des malades qu'ils avaient déclarés incurables.

De tous les points de la France et de l'étranger, on a vu affluer des témoignages non suspects d'hommes recommandables par le rang qu'ils occupent dans la société.

Généraux d'armée, colonels en activité de service, grands-croix de la Légion d'honneur, chevaliers de Saint-Louis, colonels en retraite, capitaines, lieutenans, etc. : voilà pour le militaire.

Présidens de tribunaux, maires de diverses communes, adjoints, notaires, avoués, hommes de loi: voilà pour la magistrature.

Aumôniers du Roi, vicaires-généraux, curés respectables par leur caractère autant que par leurs vertus, négocians, cultivateurs, planteurs dans nos colonies et celles qui ne nous appartiennent pas, médecins, chirurgiens, artisans, etc.: voilà pour le clergé et pour toutes les classes de la société.

En fait de témoignages pourrait-on demander ou exiger quelque chose de plus?

Procédons avec ordre, et pressons les conséquences. De deux choses l'une : ou le témoignage de ces hommes de tous climats, de tout âge, de tout sexe, de toutes couleurs, de tous états, de toutes conditions, est le résultat d'une imagination frappée et

---

phrase ne regarde pas les médecins probes et désintéressés qui font usage personnellement de cette méthode, et qui l'administrent à leurs malades.

blessée jusqu'à la démence, en affirmant des guérisons qui ne sont rien moins que réelles; ou bien leur témoignage est l'expression franche et naïve des maladies qu'ils ont ressenties, et de la guérison qu'ils ont obtenue en se conformant aux procédés, tels qu'ils sont tracés dans la *Médecine curative*. Voilà l'alternative qu'on propose à l'Académie de Médecine en corps, ainsi qu'au champion qu'elle a délégué pour combattre en son nom. Il ne s'agit plus que de faire un choix. Mais ce choix, il faut le faire ; il devient indispensable. C'est un Oui ou un Non. Il n'y a pas d'autre moyen de sortir de ce cercle: c'est celui de Popilius.

Si l'on admet la première proposition, c'est dire à plus de cent mille malades, ou ci-devant malades, de toute nation, de tous états, de toute condition, qu'ils ont été frappés d'un esprit de vertige et de folie, ou qu'ils sont des hommes de mauvaise foi, en traçant le tableau des maladies qui n'ont existé que dans leur imagination, et tout cela pour établir la réputation et consolider la gloire d'un vil saltimbanque qu'ils n'ont jamais vu, et selon toutes les apparences qu'ils ne verront jamais. C'est dire à plus de cent mille individus qui ont pour eux le sentiment intime de leur guérison, ou au moins d'une amélioration sensible dans leur état sanitaire, qu'ils sont des dupes, pour ne pas dire des imposteurs.

Si ces guérisons opérées sur les divers points du globe n'ont rien de chimérique, elles sont donc réelles; l'homme de l'art qui les a opérées est donc l'homme de l'art par excellence; il n'est donc pas un vil charlatan; son principe est donc vrai; la méthode où il est consigné est donc un Ouvrage précieux pour l'humanité; les médicamens dont il prescrit l'usage, ne sont donc point des poisons, ainsi qu'on les a d'abord qualifiés; ce ne sont donc pas des drastiques violens *qui offrent les plus grands dangers* (1); le rapport fait par l'Académie à Son Exc. est donc au moins plus qu'exagéré, et l'on pourrait même dire, et à celui qui l'a rédigé, et à ceux qui l'ont approuvé, qu'ils ont surpris la religion du ministre.

Voilà bien une suite de conséquences qui probablement ne seront pas trop du goût du corps académique, et elles lui déplairont d'autant plus, qu'elles découlent évidemment du principe qui les renferme.

Dans cette lutte, dans ce combat, que les médecins de la Capitale et des départemens ont provoqué, quelles pouvaient donc être leurs prétentions et leurs espérances? Ah! sans doute ils ont cru qu'une lettre du ministre suffirait pour proscrire et anéantir une méthode de traitement couronnée des plus étonnans succès sur l'un et l'autre hémisphère!.... Mais ils n'ont prouvé autre chose, sinon que leurs intérêts froissés et leur amour-propre humilié étaient les secrets mobiles de leurs menées et de leur déchaînement général sur toutes les parties de la France. Voilà la cause et l'unique cause de ces clameurs, de ce clabaudage, de ces plaintes, à partir du dernier médicastre de village, jusqu'à ces *virtuoses* qui savent si bien se faufiler chez les grands, et près des principaux agens du Pouvoir. Encore une fois, pourquoi ce déchaînement universel, et auquel les médecins des nations voisines ne sont pas tout-à-fait étrangers? la raison en est simple; le colosse mé-

(1) Paroles extraites de la Circulaire ministérielle d'après le rapport soumis par l'Académie au Ministre.

dical est miné dans sa base ; il est sur le point d'être renversé ; on craint la perte de la considération ; on ne se résout pas aisément à n'être plus rien après avoir été quelque chose. Dans quelles autres vues tant de tapage et de fracas ? Si la chose était mauvaise, après les attaques sans nombre qu'on lui a livrées, il y a long-temps qu'elle serait détruite ; ou, pour mieux dire, elle se serait détruite, elle serait tombée, sans l'intervention du Pouvoir. Cependant elle subsiste ! Il y a quelque chose de plus ; elle prend de jour en jour de nouveaux accroissemens.... ; la conséquence se déroule d'elle-même.

Si les médecins de nos jours persistent à nier une vérité qui a percé malgré les obstacles qu'ils n'ont cessé de lui opposer, qu'ils ouvrent du moins les yeux sur leurs intérêts, en cessant leurs attaques. L'expérience a démontré que toutes leurs démarches n'ont abouti qu'à investir d'une plus grande célébrité les médicamens prescrits dans un Ouvrage qui surnagera sur l'océan des siècles. Que les hommes de l'art et ceux qui s'y destinent, songent bien que tels et tels personnages de marque ont secoué les préjugés qu'avaient eu grand soin d'entretenir et de fomenter leurs médecins, en ce qui concernait leurs connaissances médicales, et qu'aussitôt que la haute classe aura reconnu l'efficacité du mode de traitement si mal à propos repoussé, il ne leur restera plus d'autre ressource que de l'adopter avec franchise ; ou de se résoudre à n'être plus que des médecins sans pratiques.

FIN.

www.ingramcontent.com/pod-product-compliance
Lightning Source LLC
LaVergne TN
LVHW052011160826
845678LV00003B/1007

* 9 7 8 2 3 2 9 6 5 5 7 3 4 *